AF601191

DU

TRAITEMENT DES FISTULES

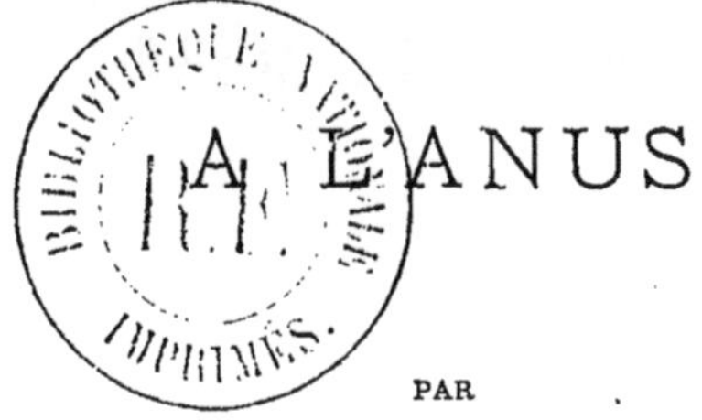

A L'ANUS

PAR

Émile SCHMITT,

Docteur en médecine de la Faculté de Paris,
Ancien élève de l'école du service de santé militaire de Strasbourg,
Aide-major stagiaire au Val-de-Grâce.

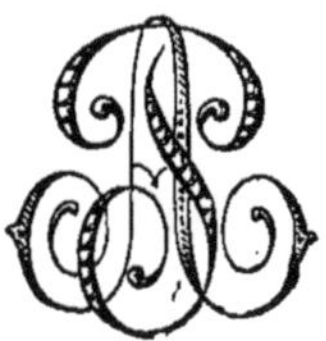

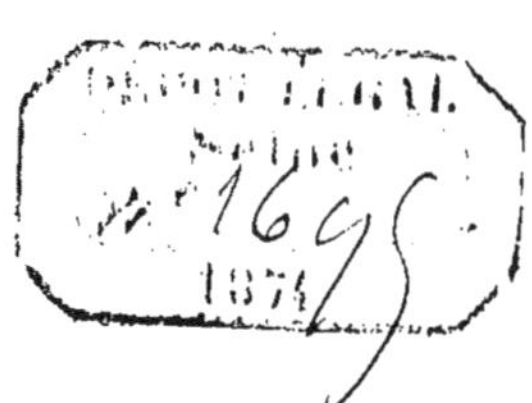

PARIS
IMPRIMERIE DE A. PARENT
IMPRIMEUR DE LA FACULTÉ DE MÉDECINE
31, rue Monsieur-le-Prince, 31

1874

A MON PÈRE, A MA MÈRE

A MES PARENTS.

A MES AMIS.

A MON PRÉSIDENT DE THÈSE,

M. LE PROFESSEUR RICHET.

DU

TRAITEMENT DES FISTULES

A L'ANUS.

Les auteurs modernes nous apprennent que l'on ne guérit pas la fistule à l'anus sans intervention chirurgicale. Sur ce point l'accord est général ; mais dès qu'il s'agit d'une méthode opératoire, on voit naître une grande divergence dans les opinions émises. Nous croyons irrationnel d'adopter une méthode à l'exclusion de toutes les autres, et nous nous sommes proposé de faire ressortir les avantages que l'on peut retirer de chacune d'elles en clinique, dans des cas donnés. Nous nous sommes appesanti sur une méthode que l'on a disgracié à tort et qui, selon l'occurrence, nous a paru présenter des avantages au service chirurgical de M. le professeur Gaujot, dans les salles du Val-de-Grâce.

Nous voulons parler de la cautérisation chimique.

Remettre en honneur un procédé qui n'a pas réussi à bon nombre de chirurgiens, que d'autres ont rejeté *à priori*, est une tâche bien lourde ; si nous ne l'avons pas remplie avec toute la science désirable, si le succès ne couronne pas nos modestes moyens, nous aurons au moins la satisfaction d'avoir traité un sujet avec toute la volonté de bien faire. Nous commencerons par exposer les différents procédés employés dans le traitement des fistules à l'anus et nous terminerons en donnant des observations à l'appui du procédé que nous préconisons.

1° Injections irritantes.

Dionis nous apprend que de son temps, et déjà avant lui, on avait eu l'idée de traiter les fistules à l'anus par les injections et surtout par les injections d'eau sulfureuse. Mais il ne dit pas et personne n'a dit que ce moyen ait donné des guérisons.

A l'époque où Louis XIV fut affecté de fistule à l'anus, plusieurs malades furent envoyés aux eaux de Baréges et aux eaux de Bourbon pour être traités par ces eaux sulfureuses, qui ne produisirent aucun effet. Ce traitement était complètement abandonné depuis le jour où Dionis fit paraître la relation de l'opération faite à Louis XIV par Félix, son chirurgien, lorsque M. Boinet le remit en honneur en publiant de nombreuses observations suivies de guérison, par les injections de teinture d'iode.

D'après M. Boinet, on ne doit jamais pratiquer l'incision et l'excision des trajets fistuleux et des parties décollées avant d'avoir fait usage des injections iodées qui peuvent débarrasser les malades de leur incommodité.

Un seul aide suffit, et à la rigueur un chirurgien

pourrait la pratiquer tout seul. Les précautions qui sont nécessaires avant l'opération se bornent, comme dans l'opération ordinaire, à purger le malade la veille de l'injection et à lui donner un lavement, pour éviter que les garde-robes ne viennent, dans les jours qui suivront l'injection, troubler le travail d'adhésion du trajet fistuleux.

Pour obtenir de l'injection iodée les bienfaits que l'on en attend, il faut prolonger son séjour dans le trajet fistuleux pendant plusieurs minutes. Si la fistule est borgne externe, il suffit, pour y arriver, de boucher l'orifice externe de la fistule ; si elle est complète, il faut introduire le doigt dans le rectum pour fermer l'orifice interne. Voici comment l'on procède : D'abord un stylet creux, boutonné, percé latéralement et à son extrémité, est introduit jusqu'au fond de la fistule, puis le doigt indicateur de la main gauche est placé dans le rectum aussi profondément que possible, de manière à boucher l'orifice externe de la fistule, si par hasard il existe, et à exercer une compression de dedans en dehors, dans le but d'empêcher le liquide injecté de pénétrer dans l'intestin. Cela fait, on place dans la cavité du stylet le bout très-effilé d'une petite seringue en ivoire, chargée de teinture d'iode, et on l'enfonce de manière à fermer hermétiquement l'ouverture externe du stylet, pour que le liquide injecté ne puisse ressortir; après cela on pousse l'injection qui doit être laissée six ou sept minutes dans le trajet fistuleux, ayant soin pendant tout ce temps, d'une part, d'exercer une compression soutenue avec le bout du doigt placé dans l'anus, de l'autre, de maintenir la canule de la seringue dans l'orifice externe, le pouce de la main droite appuyé sur le piston de la seringue. De cette façon, le liquide injecté dans la fistule ne peut ni pénétrer dans l'intestin, en supposant que la fistule soit complète, ni ressortir par l'orifice externe, qui est formé par le stylet et la canule, et est forcé de rester en contact aussi longtemps qu'il est nécessaire pour modifier les parois de la fistule, et les rendre propres à l'adhésion.

On retire la seringue, et le liquide injecté s'écoule aussitôt. Le lendemain de l'opération, on introduit dans le rectum, pendant vingt-quatre heures, une mèche assez grosse pour exercer sur le trajet fistuleux une compression de dedans en dehors. On recommence l'injection tous les cinq ou six jours, jusqu'à ce que la guérison s'ensuive.

La teinture d'iode mise en usage est celle du Codex ; seulement, pour que la solution soit complète, on a l'habitude d'y ajouter 1 gramme d'iodure de potassium por 25 grammes de teinture d'iode pure.

Ces injections iodées constituent la seule ressource que l'on ait, dans tous les cas où l'état de la poitrine ne permet pas de pratiquer une opération sanglante, et ces cas sont assez nombreux.

Le chirurgien, cependant, se rappellera que, dans les cas de fistule complète, la sortie du liquide dans le rectum est souvent difficile à empêcher. Le doigt est insuffisant, parce qu'il ne comprime pas juste l'endroit perforé, ou parce qu'il ne peut le comprimer assez. Le passage de la teinture d'iode sur la muqueuse rectale a l'inconvénient d'occasionner pour quelques heures un ténesme assez douloureux.

D'autre part, lorsqu'il n'y a pas d'aide, le chirurgien

a besoin de la liberté de ses deux mains pour faire l'injection. On a proposé de mettre, au lieu du doigt, un tampon compresseur ; mais il est à peu près impossible de faire, avec ce tampon, une compression suffisante pour empêcher la sortie du liquide par l'orifice interne.

Dans les fistules borgnes externes, l'injection est souvent très-douloureuse et laisse après elle une heure ou deux de cuissons incommodes. Mais ces inconvénients seraient peu de chose si, à leur prix, la guérison était habituellement obtenue. Mais, et c'est là l'inconvénient le plus grave; la guérison est une rare exception. L'échec est la règle. De plus, la perspective de soumettre pendant des mois entiers sans certitude de succès, les malades à une petite opération fort assujettissante, a bien vite conduit les praticiens à l'abandon d'un procédé inefficace et fatigant.

2° Compression.

La compression n'est plus employée de nos jours dans le traitement des fistules à l'anus. Pour que le tamponnement agisse avec tout l'avantage qu'on doit en attendre, il faut qu'il présente les conditions suivantes : 1° qu'il soit assez gros ; 2° qu'il soit un peu saillant du côté de l'orifice fistuleux ; 3° qu'il reste à demeure pendant tout le traitement ; 4° qu'il ne soit pas un obstacle à l'expulsion des matières fécales et des gaz ; 5° qu'il permette l'introduction de quelques injections dans l'intestin, si le cas le nécessite.

Jusqu'à présent les faits n'ont pas répondu à la théorie. En effet, si l'on tamponne avec une grosse mèche de charpie ou avec une compresse représentant un sac que l'on bourre de charpie, les pièces de ce pansement ne tardent pas à s'imprégner des liquides stercoraux, et ceux-ci peuvent encore s'introduire dans le trajet fistuleux ; d'ailleurs, il faut bien que le pansement soit enlevé pour les garde-robes, et le passage des matières intestinales par la fistule n'est plus empêché du tout. Il est vrai que M. Bermont, de Bordeaux, a proposé une double canule à chemise, au moyen de laquelle les garde-robes se feraient par la canule intérieure, et ne seraient pas mises en contact avec la paroi rectale ; mais les efforts du malade pousseront l'appareil au dehors et amèneront une partie des fèces entre ce dernier et la surface de l'intestin. Nous ne croyons pas à la possibilité de succès par ce mode de traitement ou du moins par les moyens de compression tels que nous les possédons.

3° Ligature.

La Ligature date d'Hippocrate. Celse l'a décrite. Du temps de Fabrice d'Aquapendente, elle était d'un usage général. Ambroise Paré l'employait et ne recourait que pour les fistules superficielles à l'incision avec le bistouri ou des ciseaux. Guillemeau Pigray et Thévenin furent aussi très-partisans de la ligature. Cette méthode était tombée en désuétude lorsque Foubert et Desoult la firent revivre. Nous empruntons à la thèse de M. Bougoin la description du procédé de M. Clémot de Rochefort, qui est le seul qui l'ait employé de nos jours (1).

(1) Benjamin Bougouin, thèse de Paris, 1 ∞54.

« Ce procédé varie suivant que la fistule est complète ou incomplète.

« 1° *Fistule complète.* — La fistule étant complète, M. Clémot introduit par l'orifice cutané un petit stylet flexible en argent; cet instrument est d'abord recourbé de manière à s'adapter à peu près au trajet qui a été reconnu par des explorations précédentes; l'extrémité de ce stylet est percé d'un œil dans lequel est placé un fil de chanvre; l'instrument ayant pénétré dans le rectum, le fil est atteint et ramené au dehors de l'anus à l'aide de l'indicateur gauche, les deux extrémités du fil sont alors réunies par un nœud, de manière à former une anse très-lâche, qui n'exercera aucune constriction sur les parties qu'elle comprend. Deux ou trois jours après, un second fil plié en double est attaché à l'une des extrémités du premier, et entraîné dans le trajet de la fistule, comme si on déplaçait la mèche d'un séton. Pour changer les fils, M. Clémot avait l'habitude de les plier en double de manière à produire une anse qui était elle-même passée dans une autre anse appartenant aux fils que l'on allait retirer; de sorte qu'il n'y avait point de nœuds pour les réunir; de plus, le doigt index était porté dans le rectum, et son extrémité servait de poulie de renvoi; tout cela était fait dans le but d'éviter de la douleur au malade. Deux ou trois jours après on remplace, en agissant de la même manière, ces deux fils par quatre autres auxquels on en substitue huit, et puis seize, et ainsi de suite, jusqu'à ce qu'on soit parvenu à former une corde assez volumineuse, qui joue le rôle d'un corps dilatant et, de plus, tend par son propre poids, à couper tout ce qu'elle compren Pendant ce temps, une mèche de charpie enduite de pommade faite avec du précipité rouge est introduite au-dessus de la ligature, dans le but de modifier la surface profonde de la plaie, afin d'obtenir une cicatrisation qui se fasse de dedans en dehors. Cependant, il arrivait quelquefois à M. Clémot de nouer les deux extrémités du séton de manière à exercer une constriction légère, mais jamais assez grande pour causer de la douleur au malade; il agissait ainsi pour hâter la section du pont formé par les tissus compris dans la ligature; cette section se faisait ainsi d'elle-même, dans un délai qui, pour les cas ordinaires, variait de vingt à trente jours, après quoi le malade se trouvait radicalement guéri, attendu que la cicatrisation était presque complète au moment de la chute des fils.

« 2° *Fistule incomplète.* — La fistule étant incomplète, deux cas peuvent encore se présenter; elle est borgne externe ou borgne interne.

« A. *Fistule borgne externe.* — La fistule étant borgne externe, M. Clémot la rendait complète à l'aide d'un instrument piquant; dans plusieurs cas où la fistule était assez profonde pour que l'ouverture que l'on allait faire à l'intestin se trouvât située à 7 ou 8 centimètres au-dessus de l'orifice anal, il se servait de l'instrument suivant : une sonde d'argent, de grosseur ordinaire, était coupée à son extrémité dans laquelle s'emboîtait le talon très-court d'un petit fer en forme de lance, pointu à l'autre extrémité; le talon du fer de lance était pourvu à son extrémité d'un œil dans lequel était préalablement passé un fil de chanvre, dont les deux extrémités venaient sortir par l'autre bout de la sonde, et pouvaient être maintenus par l'opérateur qui retenait ainsi le fer de lance dans une position fixe. L'indicateur gauche était d'abord porté dans le rectum, pour servir de point d'appui à la paroi que l'on voulait perforer ; la sonde, munie de son fer de lance, était alors introduite par l'orifice cutané de la fistule, et enfoncée jusqu'à ce que sa pointe fût ressentie par le doigt à travers les tissus ; à ce moment, le fer de lance était poussé à l'aide d'un mandrin qui le forçait à pénétrer dans le rectum ; l'indicateur le ramenait alors en dehors de l'anus, et le fil à l'aide duquel il était attaché, était entraîné après lui ; de cette manière le séton était passé, et la fistule, étant complétée, était traitée comme dans le cas précédent. M. Clémot se servait encore de cet instrument quand il avait affaire à un décollement du rectum situé au-dessus de l'orifice interne de la fistule ; car, dans ce cas, il faisait passer le séton tout à fait à la partie supérieure du décollement, en pratiquant là une nouvelle ouverture dans le rectum.

« Avant de faire dans l'intestin une perforation profonde, nécessitée par le décollement de cet organe, M. Clémot introduisait, à plusieurs reprises, une sonde de même courbure et de même calibre que celle qui porte le fer de lance, afin de bien connaître la direction du trajet fistuleux. »

B. *Fistule borgne interne.* — La fistule est borgne interne. M. Bougouin n'a jamais eu l'occasion de voir traiter la fistule de ce genre par M. Clémot, mais il lui a entendu dire qu'en pareil cas, il rendait encore la fistule complète, et la traitait alors de la même manière que les autres.

La ligature, après avoir été employée pendant plusieurs siècles comme moyen de traitement des fistules à l'anus, est à peu près complètement abandonnée de nos jours.

Ce qu'on doit reprocher aux ligatures, c'est :

1° Que leur action est d'une lenteur désespérante;

2° Qu'elle est excessivement douloureuse et provoque chez certains sujets des accidents souvent graves;

3° Que les fistules compliquées, multiples, profondes, ne guérissent jamais par l'emploi de la ligature;

4° Enfin, comme dernière preuve de l'impuissance et de la lenteur d'action des ligatures, nous ajouterons que, quand on lit les observations de fistule à l'anus traitées par leur emploi, on voit qu'au bout de trois semaines à un mois, on est souvent obligé de terminer par l'incision l'opération que n'a pu achever la ligature. On peut consulter, à ce sujet, une observation de Boyer, dans laquelle on voit que ce chirurgien fut obligé de recourir à l'excision, chez un malade qui déjà depuis trois semaines portait une ligature.

D'après M. Bougouin, elle offre les avantages suivants :

1° Elle n'empêche pas les malades de vaquer à leurs occupations;

2° Ne provoque aucune douleur;

3° C'est le seul mode de traitement à employer chez les sujets exposés à une diarrhée habituelle et chez les individus débilités;

4° Elle met à l'abri de la péritonite, de l'érysipèle et de l'infection purulente.

4º Incision.

Cette méthode remonte, comme les autres, à Hippocrate. On s'est servi, pour la pratiquer, du syringotome, instrument décrit par Galien et qui consiste dans un bistouri dont la lame arquée est terminée par un stylet flexible. On l'introduisait par la fistule de dehors en dedans ; puis, avec le doigt porté dans le rectum, on ramenait le stylet par l'anus, en même temps que l'on continuait à pousser la partie tranchante. On a préconisé aussi un bistouri de même forme, couvert d'une chape de métal que l'on retirait au moment de faire agir le tranchant. C'était le *bistouri royal*, ainsi nommé parce que Félix l'employa sur Louis XIV. Parisot avait imaginé un bistouri dont la pointe portait une vis articulée avec un stylet flexible. On peut se servir d'un bistouri concave ou d'un bistouri ordinaire.

De nos jours, on procède de la façon suivante :

Le malade doit être purgé et tenu à un régime sévère la veille de l'opération. Il doit prendre un lavement le jour même, une heure ou deux auparavant. Ces précautions ont pour objet de bien vider le rectum et de préparer une constipation de quelques jours, qui est nécessaire pour le succès.

La région ayant été préalablement rasée, le malade est couché sur le bord de son lit, du côté correspondant à la fistule, la cuisse de ce côté étant dans l'extension, l'autre étant dans une flexion complète sur le ventre, pendant que le tronc et la tête sont inclinés fortement en avant Un aide, placé de l'autre côté du lit, écarte fortement avec ses deux mains la fesse qui se trouve en haut. On endort préalablement le malade par le chloroforme, s'il en a manifesté le désir. Le chirurgien opère alors de la façon suivante :

Une sonde cannelée, sans cul-de-sac et en argent, est conduite directement sur un stylet qui lui sert de guide dans le trajet fistuleux. Le doigt indicateur gauche, porté dans le rectum, cherche l'extrémité de cette sonde. S'il la trouve très-bas, le chirurgien la pousse dans le rectum par l'orifice interne ou par une perforation qu'il crée sur-le-champ, la ramène avec son doigt au dehors de l'anus, et n'a plus qu'à fendre, avec le bistouri conduit sur la cannelure de la sonde, toutes les parties molles placées au-dessus de cette cannelure.

Si, au contraire, l'orifice interne ou le décollement est placé trop haut, l'opérateur fait maintenir la sonde cannelée par un aide et conduit dans le rectum le gorgeret en bois, à cannelure profonde, confie à un aide l'extrémité de cet instrument, reprend lui-même, de sa main gauche, la sonde cannelée, et divise, avec le bistouri, en un seul ou en plusieurs temps, toutes les parties molles comprises entre les deux instruments. La section est achevée lorsque le bistouri et le gorgeret se rencontrent et se touchent, et qu'on peut les faire sortir simultanément sans rencontrer d'obstacle.

L'incision une fois faite, on porte avec précaution le doigt dans le rectum, afin de s'assurer si le décollement a été divisé assez haut. Lorsqu'on reconnaît, soit avec le doigt seul, soit avec lui et la sonde cannelée, qu'une partie de ce décollement subsiste, on l'incise avec des ciseaux. On peut inciser, sans crainte, jusqu'au niveau de la hauteur du doigt. Mais, si le décollement allait plus haut encore, mieux vaudrait s'arrêter que de prolonger la section jusque dans le voisinage du péritoine, et l'on se servirait alors de l'entérotome.

Si l'on constate un écoulement de sang un peu abondant, on place au fond et sur toute la longueur de la gouttière, représentée par la plaie de l'opération, des boulettes de charpie trempées dans le perchlorure de fer étendu d'eau; puis on introduit la mèche et on complète le pansement en maintenant le tout avec des compresses et un bandage en T.

La mèche doit rester en place jusqu'au cinquième jour, où on la retire pour en placer une nouvelle. On fait ensuite le même pansement tous les jours, en ayant soin de toujours placer les brins de la mèche au fond de la plaie, cette dernière devant se cicatriser du fond vers la surface.

Il est à désirer que la première garde-robe n'ait pas lieu avant le cinquième ou le sixième jour, et c'est pour cela que le malade est mis à un régime sévère durant les premiers jours. Si pourtant il n'y avait pas eu de garde-robe le sixième jour, on prescrirait pour le septième un laxatif : deux verres d'eau de Pulna ou d'eau de Sedlitz.

Suites et accidents possibles de l'opération.— Le plus souvent, et particulièrement dans les cas où on n'a pas trouvé d'embranchements multiples, l'état général reste bon ; il survient peu de fièvre et la suppuration et la granulation s'établissent régulièrement, et la cicatrisation se fait dans l'espace de cinq à six semaines.

On peut avoir comme accidents :

1° Une hémorrhagie le premier ou le second jour, ce qui est extrêmement rare lorsque le premier pansement a été bien fait ; en tout cas, on y remédierait en comprimant avec une queue de cerf-volant imbibée de perchlorure de fer étendu d'eau, par-dessus laquelle seraient placés de la charpie sèche, des compresses et un bandage en T.

2° Une rétention d'urine, à laquelle on remédie par le catéthérisme, et qui n'a aucune suite fâcheuse.

3° Quelques coliques et un peu de ballonnement du ventre, dus à l'obstacle apporté par le pansement à l'expulsion des gaz. On n'a pas cet incenvénient si l'on a eu la précaution de ne pas mettre une trop grosse mèche. S'il se présentait, on devrait retirer celle-ci, laisser le malade sans pansement pendant une heure ou deux, puis remettre une mèche plus petite.

4° Nous mentionnons la péritonite, l'érysipèle et l'infection purulente, comme possibles, mais comme tout à fait exceptionnels.

5° L'anémie de la plaie et la lenteur de la cicatrisation.

6° Quelquefois la portion extérieure de la plaie marche régulièrement, mais il n'en est pas de même de la portion intérieure ou rectale.

7° Un dernier accident, beaucoup plus tardif que les précédents, est l'incontinence des matières fécales ou des gaz après la cicatrisation. On ne l'observe jamais à la suite des fistules sous-cutanées ni après l'incision des fistules qui traversent le sphincter à peu de distance du contour anal. Elle a lieu surtout lorsque la fistule étant extra-sphinctérienne, il a été nécessaire de fendre toute l'épaisseur du muscle. Cette incontinence, du reste, n'est pas absolue. Le malade ne perd involontairement ses matières fécales que dans les moments où elles sont très-liquides. Il laisse échapper plus habituellement le gaz stercoral. Cet état de choses s'affaiblit avec le temps. Au bout de quelques mois, le sphincter a repris, malgré ces conditions nouvelles, une partie de sa force, et les matières sont mieux retenues.

5° Excision.

Ce procédé est rarement employé ; néanmoins, quelques chirurgiens, et, entre autres, M. le professeur Richet, s'en servent dans les cas de fistules compliquées de callosités profondes et étendues.

Pour l'exécuter, il convient d'abord de vider l'intestin ; le malade est placé dans la même attitude que pour l'incision. Le chirurgien introduit, par l'orifice externe de la fistule, une sonde d'argent flexible ; le doigt indicateur, porté dans le rectum, sert à diriger le bout de l'instrument vers l'orifice interne de la fistule. On ramène ensuite l'extrémité de la sonde hors de l'anus et on la tire de ce côté, pendant qu'on la pousse de l'autre. On rapproche les deux bouts de la sonde, de manière à former une anse qui embrasse et soulève toute la fistule; on emporte avec le bistouri ou des ciseaux toutes les parties qui se trouvent en arrière de la sonde. On cherche ensuite à reconnaître avec le doigt s'il ne reste pas de callosités dans la plaie ; si l'on en rencontre, on les soulève avec une érigne ou une pince, et on les emporte avec le bistouri ou des ciseaux. Le pansement est le même que pour l'opération par incision.

L'incision combinée avec l'excision est, sans contredit, un excellent moyen, celui qui est le plus usité dans la thérapeutique chirurgicale ; mais nous voulons faire remarquer que cette métode, si aventureuse dans les fistules simples, n'est pas à l'abri de toute espèce d'inconvénients. Nous allons les resumer en peu de mots :

1° Les hémorrhagies qui peuvent en résulter ne laissent pas que d'être inquiétantes parfois et réclament à leur tour de nouvelles opérations, le tamponnement, le cautère actuel ;

2° Une inflammation phlegmoneuse très-étendue se propageant jusqu'à la région fessière et dans l'excavation du bassin ;

3° Des suppurations prolongées amenant l'épuisement du malade ;

4° La phlébite et l'infection purulente, conséquences naturelles de la blessure d'un grand nombre de veines inévitablement intéressées dans le vaste traumatisme de l'excision ;

5° L'érysipèle ;

6° Le rétrécissement de l'orifice anal, résultat du travail considérable de cicatrisation qu'exige une grande perte de substance.

6° Ecrasement linéaire.

Nous empruntons au traité de l'écrasement linéaire de M. Chassaignac la description de ce procédé.

La veille ou l'avant-veille du jour de l'opération,

on introduit, à travers l'orifice de la fistule, une sonde cannelée, dépourvue de cul-de-sac à son extrémité, jusqu'à ce qu'elle vienne arc-bouter à l'extérieur de l'intestin contre la pulpe du doigt indicateur gauche que l'on a préalablement introduit dans le rectum, jusqu'à la limite la plus reculée du décolement de la muqueuse intestinale. On exerce alors avec la pointe de la sonde une pression suffisante pour perforer les tuniques intestinales dans le point qui a été indiqué. Il s'agit alors, et ce point est exécuté par un aide, de glisser dans la cannelure de la sonde un fil d'argent recuit. On pourrait employer dans le même but, soit une sonde de Belloc, soit un long stylet en caoutchouc ou en baleine, soit une petite bougie élastique, de manière à permettre au doigt qui est dans l'intestin de ramener par l'ouverture anale un fil destiné à former l'anse. On éviterait ainsi de violenter les parties que le fil doit circonscrire.

Cette opération préparatoire a donc pour objet d'établir un fil conducteur dans la direction sur laquelle devra porter l'écrasement, pour le moment de l'opération définitive. Celle-ci a lieu le lendemain ou le surlendemain de l'introduction du fil; ce dernier servant à conduire la chaîne de l'écraseur. L'opération ne consiste plus alors qu'à mettre en mouvement l'écraseur, assez lentement, afin de se mettre à l'abri de l'hémorrhagie.

L'opération terminée, on place avec précaution une mèche très-longue dont l'extrémité supérieure doit être conduite jusque dans la partie du rectum qui, placée à la limite supérieure du débridement, conserve la forme annulaire. Après quoi un pansement est fait au moyen d'un linge fenêtré enduit de cérat, et d'un bandage en T.

M. Chassaignac professe qu'on obtient ainsi des sections sèches suivies de peu d'inflammation et de suppuration, se cicatrisant rapidement, prévenant les phlegmons diffus, les hémorrhagies primitives et consécutives, la pyohémie, le délire nerveux et ne déterminant jamais le tétanos.

Les résultats diffèrent si peu de ceux de l'incision, que nous ne voyons aucune raison pour donner la préférence à ce mode opératoire, qui a l'inconvénient de demander trop de temps. La cicatrisation est au moins aussi longue que dans le procédé par le bistouri. De plus, ce procédé est dangereux dans le cas où l'on est en présence d'un décollement étendu de la muqueuse rectale, ainsi que l'a démontré M. le professeur Verneuil, dans une communication faite à la Société de chirurgie en 1861.

7° Pincement.

Le procédé par pincement a été préconisé et mis en pratique par M. le professeur Gerdy. L'instrument qu'il a employé est la pince entérotome de Dupuytren.

Il l'applique de façon qu'une des branches pénètre dans le trajet fistuleux, l'autre étant située dans la cavité du rectum, parallèlement à la première. Alors, au moyen de la vis située extérieurement, il serre de façon à pincer fortement la paroi fistuleuse, comprise entre les mors de l'instrument; il se passe ici le même phénomène que dans l'entérotomie pour les anus contre nature.

Les parties ainsi comprimées se mortifient et se séparent des parties voisines par un travail d'élimination. Dès lors, la section est opérée et le résultat atteint. Il y a communication directe entre le fonds de la fistule et la cavité rectale.

Le manuel opératoire est d'une exécution facile. Le malade n'a nullement besoin d'être préparé à l'opération ; il est couché au bord de son lit, sur le côté correspondant à la fistule, le tronc fléchi sur le bassin, la cuisse de dessus plus rapprochée du ventre que celle qui repose sur le lit, afin de mettre, par là, l'orifice fistuleux et l'anus à découvert.

Un aide est chargé d'écarter les fesses, en soulevant celle qui est opposée à la fistule. On s'est bien assuré préalablement, par le toucher, et avec le stylet explorateur, de la situation de la direction du trajet fistuleux. Dans le cas où l'orifice interne de la fistule complète se trouve à peu de distance de la marge de l'anus, on incise d'abord l'espace compris entre les deux orifices, avec le bistouri sur la sonde cannelée. Le chirurgien saisit l'entérotome dont les mors sont tenus convenablement écartés, et dont la face externe a été graissée; puis il l'introduit doucement, tout aussi haut que possible et en suivant la direction du trajet.

Alors on rapproche les deux branches au moyen de la vis de pression. La constriction doit être poussée jusqu'à ce que le malade commence à souffrir vivement, alors on s'arrête, sauf, le lendemain, à l'augmenter de nouveau si on le juge convenable.

L'entérotome, ainsi appliqué, est laissé en place, on

entoure seulement de charpie la partie de l'instrument située au dehors de l'intestin, afin que ses aspérités ne blessent pas le malade. Si la douleur qu'il éprouve devenait trop vive, il suffirait, pour la faire cesser, de diminuer les tours de vis. On voit que cet instrument permet d'augmenter ou de diminuer à volonté le degré de pression. Il faut s'assurer, le jour qui suit l'application, que l'instrument est bien resté en place et qu'il tient solidement.

En général, la section de la portion comprise entre les mors est achevée le cinquième jour de l'application et on trouve entre eux un lambeau étroit d'intestin mortifié. Si la partie inférieure du trajet fistuleux ou son orifice étaient trop étroits pour laisser pénétrer l'une des branches de l'entérotome, on agrandirait, au moyen du bistouri, dans une étendue convenable. Dans le cas où l'orifice interne d'une fistule serait placé trop haut pour qu'on pût y introduire une des branches de l'entérotome, on inciserait sur le point où plus tard devra se former l'orifice externe de la fistule, et l'on introduirait une des branches par cet orifice artificiel. Il faut éviter de pincer la peau, parce que ce pincement est très-douloureux. Si donc on avait affaire à une fistule borgne externe et que son orifice fût à une certaine distance de l'orifice anal, on commencerait par inciser la portion de téguments situés entre eux.

L'application de l'entérotome n'empêche pas le malade d'aller à la garde-robe ; il suffit d'enlever la charpie dont est garnie l'extrémité externe de la pince.

On peut, au moyen de la pince entérotome, guérir d'un seul coup un trajet fistuleux dont on n'atteint pas le fond avec le doigt; le cinquième jour de l'application, l'instrument se détache, et il suffit alors de panser comme à la suite de l'incision.

Il est difficile de vouloir pincer en une seule fois toute l'étendue des parties jusqu'au fond du trajet. Cette difficulté se présente surtout lorsque la direction du sinus est oblique par rapport à celle de l'intestin. Alors, en effet, le défaut de parallélisme entre les deux cavités empêche l'application des branches l'une sur l'autre après leur introduction. Il faut, dans ce cas, faire l'application en plusieurs temps, c'est-à-dire faire plusieurs applications successives. On devrait agir de même si le trajet fistuleux était coudé.

Le traitement consécutif à l'opération par pincement est le même que celui des fistules opérées par incision. On introduit dans le rectum une mèche de charpie que l'on a soin d'engager entre les lèvres de la plaie, et que l'on porte, autant que possible, jusqu'au-dessous des limites de l'incision.

Cette mèche est renouvelée tous les jours; seulement on en diminue la grosseur à mesure que la plaie diminue de profondeur et se cicatrise de dehors en dedans.

Le procédé par pincement est un excellent moyen de traitement pour les fistules qui remontent très-haut et qui s'accompagnent de vastes décollements de la muqueuse rectale, ainsi que l'a proposé M. le professeur Richet à la Société de chirurgie en 1861. Il a, en effet, l'énorme avantage de ne pas amener de péritonite, même dans les cas où une portion du péritoine serait comprise entre les mors de l'instrument.

8° Cautérisation.

La cautérisation fut conseillée dès la plus haute antiquité pour guérir les fistules à l'anus. Hippocrate introduisait dans la fistule une tente de linge imbibée de suc de la grande tithymale saupoudrée de vert de gris.

Plusieurs chirurgiens combinèrent ensuite la cautérisation avec la ligature ou l'incision.

Guillaume de Salicet entourait de caustique le fil dont il se servait pour opérer la ligature des parties situées entre l'anus et l'orifice de la solution de continuité.

Albucasis, Sacchus et Marc-Aurèle Séverin incisaient les fistules et cautérisaient ensuite la plaie avec un cautère actuel délié, semblable à une verge. Martin Saint-Ange a aussi utilisé le fer rouge.

Du temps de Dionis on fit usage des caustiques. Cet auteur rapporte que Lemoine s'était acquis une grande réputation, à Paris, pour guérir les fistules à l'anus, en introduisant dans la solution de continuité une tente couverte d'un onguent corrosif avec lequel il consumait peu à peu les bords. Il avait soin de grossir la tente tous les jours, de sorte qu'à force d'agrandir la fistule il en découvrait le fond.

Enfin de nos jours MM. Bonnet et Bégin ont préconisé la cautérisation avec la pâte Canquoin dans le traitement de toutes sortes de fistules.

M. Bonnet, incisant les trajets fistuleux, les convertit tous en une vaste plaie, excise les parties de peau décollées par la suppuration, et après avoir mis à nu tous ces clapiers et les avoir détergés, il cautérise toutes ces parties avec de la pâte de Canquoin, et ne s'arrête dans cette cautérisation que lorsqu'il a acquis la certitude que toutes les parties de la plaie ont été profondément cautérisées.

M. le professeur Gaujot opère de la façon suivante : Le malade est couché sur le bord de son lit, du côté correspondant à la fistule, la cuisse de ce côté étant dans l'extension, l'autre étant dans une flexion complète sur le ventre, pendant que le tronc et la tête sont inclinés fortement en avant. Un aide, placé de l'autre côté du lit, écarte fortement avec deux mains la fesse qui se trouve en haut. Il conduit directement une sonde cannelée sur un stylet qui lui sert de guide dans le trajet fistuleux ; puis, à l'aide d'un porte-mèche, il fait glisser dans la rainure de la sonde cannelée une flèche de pâte de Canquoin préalablement taillée, de façon à présenter à peu près la même longueur que le trajet fistuleux. Il retire ensuite la sonde cannelée et maintient la flèche dans le trajet fistuleux, au moyen d'un peu de charpie, d'une compresse et d'un bandage en T. La flèche est laissée en place pendant trois ou quatre heures, suivant l'épaisseur des tissus que l'on veut détruire. Si l'on n'a pas atteint le but désiré par cette première cautérisation, on laisse tomber l'eschare et on réapplique ensuite une ou plusieurs autres flèches jusqu'à production de l'effet voulu.

La douleur se manifeste immédiatement après l'application du caustique, et persiste avec la même intensité pendant toute la durée de cette application.

Néanmoins, les malades sur lesquels nous l'avons vu employer l'ont parfaitement supporté.

Si l'on excepte la douleur, les malades ne ressemblent point du tout à ceux qui ont subi une opération par le bistouri. Point d'excitation du pouls, pas de fièvre, pas d'abattement; rien qui puisse faire supposer que quelques heures auparavant on a employé un moyen chirurgical tel que la cautérisation. Ils se nourrissent comme s'ils étaient en parfaite santé. Le lendemain, ils se lèvent et se promènent sans ressentir de faiblesse.

La réaction inflammatoire qui se développe autour des eschares est remarquable par la promptitude de son apparition, son intensité et la rapidité avec laquelle elle détermine la séparation de la partie mortifiée. Cette inflammation, bien que fréquemment très-violente, a néanmoins pour caractère de rester constamment fixée dans le lieu caractérisé, et de ne pas s'étendre au loin sous forme d'érysipèle, d'angioleucite, de phlébite. Le travail inflammatoire va en augmentant d'intensité pendant trois ou quatre jours, époque à laquelle commence généralement la réparation de l'eschare; puis il reste stationnaire jusqu'à sa chute, qui a lieu, en général, vers le septième ou le huitième jour; il se dissipe enfin graduellement pendant la période de suppuration.

Lorsque, après la chute de l'eschare, les plaies reposent sur des parties saines, elles prennent les caractères suivants : leur surface est recouverte de bourgeons charnus d'un rouge vif; leurs bords représentent encore un certain degré d'induration; elles fournissent une suppuration de bonne nature. Peu à peu la turgescence des bords se dissipe, et la cicatrice se forme en général très-promptement.

La cautérisation avec la pâte de Canquoin est un excellent moyen dans les cas où les parties molles à diviser sont très-épaisses, et où la section avec le bistouri exposerait à des hémorrhagies souvent inquiétantes. Néanmoins, il ne faudrait pas s'en servir dans les fistules remontant à quelques centimètres dans le rectum, et, dans ce cas, il faudrait avoir recours à l'entérotome.

Observation I. — Hôpital militaire du Val-de-Grâce.
Service de M. le Professeur Gaujot.

Dubuisson (Edouard), âgé de 25 ans, soldat au 119e de ligne, entre à l'hôpital du Val-de-Grâce avec une fistule consécutive à un abcès de la marge de l'anus. Elle est située à gauche, et remonte environ à 2 centimètres et demi. Elle est complète, et le stylet que l'on y introduit, la traverse de part en part, et permet de soulever un pont charnu épais de près de un centimètre. Il en sort des matières fécales. Le malade, entré le 5 septembre 1873, est opéré le 9 septembre, toutes les précautious préalables ayant été remplies comme pour l'opération par l'incision.

M. Gaujot prend une flèche de pâte de Canquoin qu'il introduit dans le trajet. Une mèche enduite de cérat est introduite dans le rectum pour isoler les parties voisines du contact du caustique. On enlève la flèche au bout de cinq heures, et l'on aperçoit une eschare grisâtre, circulaire et cylindrique qui tombe le surlendemain. L'épaisseur du pont charnu a diminué de moitié. Le quatrième jour on remet une nouvelle flèche avec les mêmes précautions, et le surlendemain le trajet est entièrement fendu. On est alors en présence d'une gouttière, dont les bords ont 3 à 4 centimètres de hauteur. Afin d'empêcher leur réunion, on place pendant plusieurs jours une mèche destinée à les maintenir écartés. L'eschare du fond étant complètement tombée, la cicatrisation procède par le fond de la gouttière, et le 27 septembre le malade, complètement guéri, demande à rejoindre son régiment.

Obs. II. — Hôpital militaire du Val-de-Grâce.
Clinique chirurgicale.

Lemenn (Vincent), soldat au 74e de ligne, âgé de 23 ans, tempérament sanguin, jouissant d'une excellente constitution, fut, à la suite d'une marche forcée, affecté d'un abcès à la marge de l'anus. A l'ouverture de l'abcès succédèrent deux trajets fistuleux qui amenèrent le malade à l'hôpital du Gros-Caillou le 15 octobre 1873.

Ces fistules furent opérées quelques jours après par le bistouri, c'est-à-dire par l'incision. Mais elle se reformèrent dans l'espace de quelques jours et le malade fut évacué sur le Val-de-Grâce et placé dans le service de M. le professeur Gaujot, salle 28, lit 46. L'état général était satisfaisant. Quant à l'état local, le malade portait deux fistules; l'une incomplète, borgne externe, s'ouvrant en avant de l'anus, sur le périnée et remontant obliquement vers le rectum, à une hauteur de 3 centimètres environ; l'autre complète, s'ouvrant en arrière de l'anus, sur la fesse droite, à environ 1 centimètre du sillon interfessier, et remontant aussi à 3 ou 4 centimètres de hauteur dans l'intérieur du rectum, dont la muqueuse était décollée dans toute cette étendue.

En arrière de l'ouverture interne se trouvait un autre décollement faisant craindre l'existence d'orifices multiples. M. le professeur Gaujot, voyant que l'opération par le bistouri n'avait pas réussi, commença le 8 janvier 1874 à pratiquer la cautérisation des trajets fistuleux par son procédé habituel, par les flèches de pâte de Canquoin. Ces flèches restèrent appliquées près de quatre heures et n'occasionnèrent au malade qu'une douleur assez médiocre. Les eschares tombèrent le sixième jour, laissant à nu une surface bourgeonnante à la place d'une membrane grisâtre qui tapissait leur cavité. Le pont de la fistule complète avait été entièrement détruit; à sa place ne se trouvait plus qu'une plaie d'environ 1 centimètre de largeur.

Le pont de la fistule antérieur ne s'était qu'aminci, mais les parois de la cavité avaient diminué de surface, et son fond s'était rapproché de l'orifice. Il n'a pas été fait de nouvelle cautérisation, et des mèches enduites d'onguent styrax ont complété le traitement. Vers la fin de janvier la fistule située en avant, c'est-à-dire la fistule incomplète était guérie, et celle dont le pont avait été détruit ne présentait plus qu'une plaie étroite tendant tous les jours vers la cicatrisation qui évidemment ne se fera pas attendre.

Obs. III. — Hôpital du Val-de-Grâce. — Clinique chirurgicale.

Coubet (Jean), soldat au 76e de ligne, âgé de 23 ans, entre à l'hôpital du Val-de-Grâce, salle 28, lit 34.

Ce malade est doué d'une bonne constitution, mais subit en réalité l'influence de la diathèse scrofuleuse, comme le prouvent les cicatrices des régions cervicale et sous-maxillaire. Porteur d'une fistule à l'anus depuis le mois de janvier 1873, il ne s'est décidé qu'à la fin de septembre à demander des secours à l'art.

Opéré par la méthode de l'incision le 8 octobre, il a eu une hémorrhagie qui a duré plusieurs heures et ne s'est arrêtée qu'après la ligature d'une artère. Le traitement a été complété par l'introduction de mèches qui n'ont pu empêcher la reproduction de la fistule.

En effet, vers la fin du mois de novembre on trouvait un trajet fistuleux s'ouvrant dans le rectum à environ 2 centimètres de hauteur ; son orifice extérieur très-étroit s'ouvrait sur la fesse droite à environ 1 pouce de l'anus. Le pont charnu qui séparait la fistule de l'anus avait à sa partie la plus épaisse deux tiers de centimètre d'épaisseur.

M. le professeur agrégé Servier, voulant user de la cautérisation, introduisit des fragments de nitrate d'argent dans le trajet fistuleux sans parvenir à l'améliorer.

M. le professeur Gaujot ayant repris le service au 1er janvier, opéra le malade par sa méthode. Une flèche de pâte de Canquoin fut introduite dans la fistule le 7 janvier et y resta cinq heures; pendant ce laps de temps le malade n'éprouva qu'une douleur supportable, et il put aller se promener au jardin dès que la flèche fut enlevée.

L'eschare tomba le quatrième jour, laissant le trajet fistuleux un peu élargi, surtout à la partie externe.

Le 23, introduction d'une nouvelle flèche qui reste six heures en place. La douleur cette fois fut plus intense et persista pendant deux heures environ après l'extraction de la flèche.

Le 29, troisième application de caustique.

Le 4 février le malade présente l'état suivant : Le trajet de la fistule a perdu environ la moitié de sa longueur ; le pont n'est plus formé que par la peau.

M. le professeur Gaujeot pratique l'incision de ce pont et excise les lambeaux.

L'écoulement de sang fut presque nul et le malade ne ressentit alors de douleur qu'au moment de l'excision des lambeaux.

Paris. A. Parent, imprimeur de la Faculté de Médecine, rue Mr-le-Prince, 31.

www.ingramcontent.com/pod-product-compliance
Ingram Content Group UK Ltd.
Pitfield, Milton Keynes, MK11 3LW, UK
UKHW020518180726
13839UKWH00005B/2157